ÉTUDE

SUR LES

LUXATIONS SUS-ACROMIALES

DE LA CLAVICULE

PAR

O. BRINDEL,

Docteur en médecine de la Faculté de Paris.

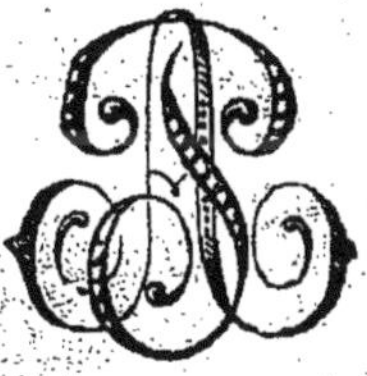

PARIS

A. PARENT, IMPRIMEUR DE LA FACULTÉ DE MÉDECINE

Rue Monsieur-le-Prince, 31

1875

ÉTUDE

SUR LES

LUXATIONS SUS-ACROMIALES

DE LA CLAVICULE

PAR

O. BRINDEL,

Docteur en médecine de la Faculté de Paris.

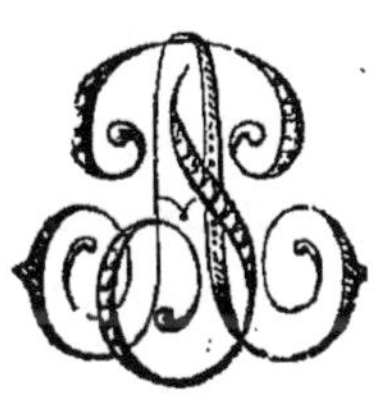

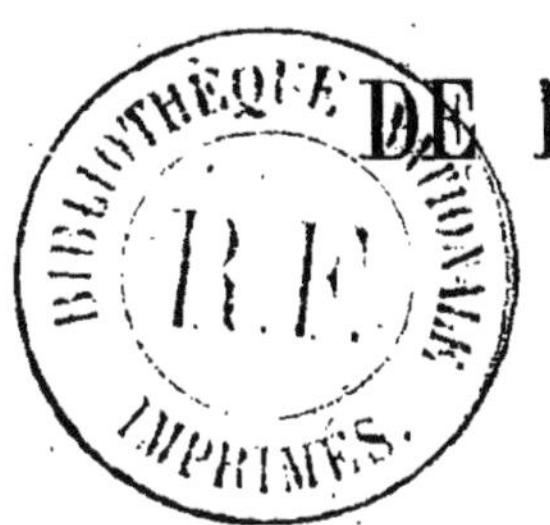

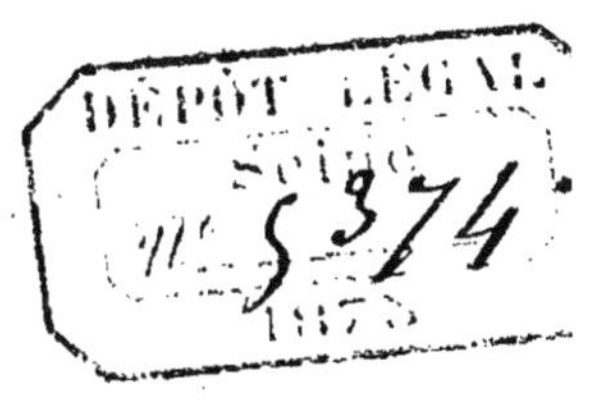

PARIS

A. PARENT, IMPRIMEUR DE LA FACULTÉ DE MÉDECINE
Rue Monsieur-le-Prince, 31

1875

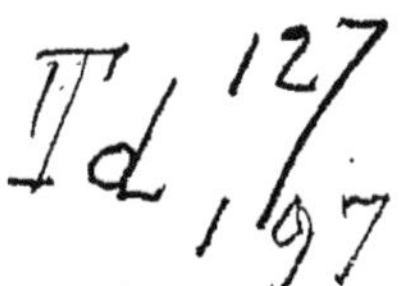

ETUDE

SUR LES

LUXATIONS SUS-ACROMIALES

DE LA CLAVICULE

INTRODUCTION.

Ayant eu, dans ces derniers temps, l'occasion d'observer plusieurs cas de luxations sus-acromiales de la clavicule, nous avons eu l'idée d'étudier ce genre d'affection pour en faire notre thèse inaugurale et de présenter le résultat de nos recherches à la bienveillante appréciation de nos juges. Nous n'avons pas la prétention de produire une œuvre originale, nous avons trop conscience de nos faibles forces et de notre peu d'expérience ; notre but sera atteint si nous parvenons à donner sur ce point une idée exacte de l'état actuel de la science.

Après un court aperçu historique de l'affection qui nous occupe, nous passerons successivement en revue l'anatomie normale de la région et l'anatomie pathologique de la lésion, puis nous en étudierons l'étiologie, la symptomatologie, le diagnostic et le traitement.

Nous terminerons notre travail par les observations de 4 malades que nous avons vus et dont nous avons pu suivre la maladie.

HISTORIQUE.

Les luxations sus-acromiales de la clavicule sont connues depuis un temps très-éloigné.

La luxation sus-acromiale complète paraît avoir été décrite pour la première fois par Hippocrate. Galien la décrit également après l'avoir observée et traitée sur lui-même.

La luxation sus-acromiale incomplète n'est pas connue depuis un temps aussi long, et pour la trouver mentionnée, il faut arriver jusqu'à Jean-Louis Petit qui la décrivit pour la première fois, en 1723, dans son Traité des maladies des os.

Depuis lors, tous les auteurs ont connu ces deux luxations sus-acromiales. Boyer seul fait exception, et si, d'une part, on le voit, dans son Traité des maladies chirurgicales, décrire la luxation sus-acromiale incomplète, on le voit, d'autre part, dans ce même Traité, discuter l'observation de Galien pour combattre la luxation sus-acromiale complète, et la déclarer, sinon impossible, du moins très-douteuse.

Aujourd'hui personne ne partage plus la manière de voir de Boyer, et la luxation sus-acromiale se trouve décrite, avec ses deux variétés, dans tous les traités de pathologie chirurgicale.

ANATOMIE NORMALE.

L'anatomie extérieure est celle du moignon de l'épaule. Ce moignon, arrondi dans son ensemble, est limité en descendant du cou sur le bras une par ligne régulièrement courbe. En arrière, une surface arrondie quelquefois plane, si les sujets sont maigres ; c'est le muscle sus épineux qui remplit la fosse sus-épineuse, et l'extrémité externe du muscle trapèze qui soulève la peau. Cette surface est limitée, en bas, par une ligne qui se dirige, de bas en haut et de dedans en dehors, vers l'extrémité supéro-externe du moignon de l'épaule : c'est l'épine de l'omoplate, plus ou moins saillante suivant la maigreur ou l'embonpoint des sujets.

En avant une ligne analogue, mais presque horizontale : c'est la face antérieure et le bord antérieur de la clavicule qui font sous la peau une saillie d'autant plus considérable que le sujet est plus maigre. Au-dessous un creux, le creux sous-claviculaire ; au dessus un autre creux, le creux sus-claviculaire, limité, en arrière, par la saillie du bord anterieur du muscle trapèze.

L'extrémité externe de la clavicule se joint à l'omoplate par deux articulations :

1° *Articulation acromio-claviculaire. — Facettes articulaires.* — L'acromion et la clavicule ont chacun une facette plane ou légèrement concave ou convexe, à grand diamètre antéro-postérieur. La facette claviculaire regarde un peu obliquement en bas et en dehors, la facette acromiale inversement, c'est-à-dire en haut et en dedans.

Moyens d'union. — 1° Fibro-cartilage interarticulaire ; il n'est pas constant. — 2° Capsule orbiculaire, très-solide, mais beaucoup plus en haut, où elle est renforcée par les insertions aponévrotiques du muscle trapèze qui forment là une sorte de ligament qui va des rugosités de l'extrémité externe de la clavicule à celles de l'acromion. — 3° Une petite synoviale qui tapisse les surfaces articulaires.

2° *Articulation coraco-claviculaire.* — C'est une véritable articulation. Cependant l'articulation se trouve presque toujours limitée à une petite surface cartilagineuse articulaire située sur la face supérieure de l'apophyse coracoïde : la surface inférieure de la clavicule présente très-rarement une surface analogue. Entre les deux, une petite synoviale. L'articulation est surtout constituée par deux ligaments très-forts qui réunissent les deux os entre eux et les maintiennent en contact. Le plus large, le postérieur, appelé encore conoïde ou rayonné, naît de la base de l'apophyse caracoïde et se dirige verticalement en haut pour aller, en rayonnant, s'insérer à une série de petits tubercules que présente le bord postérieur de la clavicule.

Le plus petit, l'antérieur ou trapézoïde, naît du bord interne et de la partie interne de la face supérieure de l'apophyse coracoïde; de là il se dirige obliquement en dehors pour aller s'insérer à une crête osseuse que présente la face inférieure de la clavicule.

Ces deux ligaments maintiennent la clavicule solidement fixée et lui permettent à peine quelques légers mouvements de haut en bas, et d'arrière en avant.

ANATOMIE PATHOLOGIQUE.

L'anatomie pathologique de cette luxation est encore incomplète.

Il ne paraît y avoir aucun doute pour les désordres produits dans la luxation complète. Ici, tout ce qui unit la clavicule à l'omoplate est détruit. La capsule orbiculaire de l'articulation acromio-claviculaire est déchirée; les deux ligaments coraco-claviculaires sont rompus. La clavicule glisse en haut en arrière et va reposer, plus ou moins loin, sur la saillie de l'épine de l'omoplate.

Pour la luxation incomplète, l'expérimentation cadavérique n'est pas d'accord avec l'autopsie. En effet, d'une part, M. Cruvelhier dit positivement, dans son anatomie descriptive, que des déplacements incomplets de l'extrémité externe de la clavicule peuvent s'opérer en haut, sans rupture des ligaments coraco-claviculaires, et M. Bouisson est venu confirmer cette opinion, par l'expérimentation cadavérique. Mais d'autre part, M. Malgaigne fait observer que, dans la seule autopsie qui ait été pratiquée d'une luxation sus-acromiale incomplète, les ligaments caraco-claviculaires étaient déchirés et la capsule acromio-claviculaire seulement distendue. Que conclure de là? Il nous semble permis de conclure que la seule différence qu'il y a, au point de vue de l'anatomie pathologique, entre ces deux luxations, c'est que, dans la luxation sus-acromiale complète, tout ce qui retient la clavicule à l'omoplate, (capsule et ligaments) se trouve déchiré, tandis que, dans la luxation incomplète, les ligaments coraco-claviculaires sont seuls déchirés et la capsule acromio-claviculaire est seulement distendue. Ici le résultat de l'autopsie nous semble préférable à celui de l'expérimentation cadavérique.

ÉTIOLOGIE.

Fréquence. — Les luxations sus-acromiales de la clavicule, disent tous les auteurs, sont très-fréquentes, et, pour leur nombre, elles viennent, en deuxième ligne, dans l'histoire des luxations, après les luxations antéro-internes de l'humérus. Nous avouons, cependant, pour notre faible part, et d'après notre très-courte expérience, en avoir observé très-peu d'exemples dans le cours de nos études médicales ; 5 ou 6 cas de luxations sus-acromiales que nous avons rencontrés dans ces derniers temps, voilà tout ce que nous avons vu. Peut-être n'avons-nous pas assez observé de malades et peut-être plutôt n'avons-nous pas fait assez attention à une affection qui est considérée comme très-légère et de très-peu d'importance, soit pour le pronostic, soit pour le traitement. Quoi qu'il en soit, malgré l'opinion de Jean Louis Petit qui croyait que les luxations, en bas, de l'extrémité externe de la clavicule étaient plus fréquentes, à elles seules, que toutes les autres luxations de cet os, de toutes les luxations de la clavicule, ce sont évidemment les luxations sus-acromiales qui sont les plus fréquentes. En effet, si nous consultons les auteurs, voici la fréquence relative des diverses luxations de la clavicule.

1° 9 cas de luxation simultanée des deux extrémités ;

2° 20 cas environ des trois variétés de luxation de l'extrémité interne ;

3° 5 cas avérés de luxation sous-acromiale ;

4° 6 cas, dont 5 seulement avérés, de luxation sous-coracoïdienne ;

5° Enfin 60 cas, à peu près, de luxation sus-acromiale.

Sous le rapport de la fréquence relative de la luxation complète et de la luxation incomplète, malgré l'opinion de Boyer qui allait jusqu'à la nier, la luxation incomplète est évidemment moins fréquente que la luxation complète, 2 cas sur 6 environ. Peut-on expliquer cette différence ? Nous ne craignons pas d'en donner l'explication suivante qui est basée sur l'anatomie et l'autopsie : elle est due à M. le professeur Richet : Nous avons vu que la seule différence qu'il y a, au point de vue anatomique, entre ces deux luxations, c'est que la capsule articulaire de l'articulation acromio-claviculaire se déchire dans la luxation complète, tandis qu'elle est tiraillée, mais conservée, dans la luxation incomplète. Eh bien, nous croyons qu'il devra arriver bien rarement qu'un traumatisme, capable de déchirer les solides ligaments coracoclaviculaires, perde sa force après les avoir rompus et n'en conserve plus assez pour vaincre la résistance, relativement faible, qu'oppose cette capsule orbiculaire.

Sexe. — Le sexe nous offre une bien plus grande différence. Nos recherches, dans les auteurs, ne nous ont fait trouver que 3 exemples de luxations sus-acromiales de la clavicule, observés chez des femmes. Les voici : Le premier est rapporté par Alibert dans le *Journal hebdomadaire* de 1828, t. II, page 243. Le deuxième par Bérard, dans la *Gazette des Hôpitaux* de 1831, page 277. Le troisième par Marie, dans ce même journal, en 1839, page 172. La seule explication que nous croyons pouvoir donner de cette différence, nous paraît se trouver dans les conditions relatives d'existence de l'homme et de la femme. Celle-ci, par la nature deses travaux, se trouve, en général, moins exposée que l'homme à l'action de toutes sortes de traumatisme, Il en est donc pour le sexe, de cette luxation, comme des autres luxations des os du squelette, elle est rare chez la femme.

Age — L'âge a une influence plus grande encore sur la production de ce traumatisme. Malgaigne, dans son Traité des luxations, professe n'en avoir pas vu un seul cas chez des gens au-dessous de 20 ans. Nous n'avons trouvé, dans les auteurs, aucune observation de cette lésion chez des individus au-dessous de cet âge. Nous rapportons cependant l'observation d'un homme chez qui cette luxation se produisit à l'âge de 12 ans. Cette rareté trouve, sans doute, son explication dans la nature du travail qui, en général, n'est pas très-pénible ni très-dangereux jusqu'à l'âge de 18 ans.

L'âge où cette luxation se produit le plus souvent, c'est l'âge de 20 à 30 ans, c'est-à-dire l'âge où l'homme travaille beaucoup et s'expose, par conséquent, beaucoup à toutes sortes de traumatismes : en cela, cette luxation obéit à la règle générale des autres luxations qui voient leur maximum de fréquence arriver à cet âge là. Dans cette période de 20 à 30 ans, c'est la période de 20 à 25 ans qui en fournit le plus de cas. Peut-il y avoir une explication de cette fréquence ? Nous oserions presque hasarder la suivante qui est purement anatomique : A l'âge de 20 à 25 ans les tissus fibreux, pas plus que le tissu osseux, n'ont pas encore acquis leur complet développement, et alors, un traumatisme qui, plus tard, n'aurait pas assez de force pour rompre des ligaments arrivés à leur complète solidité, peut facilement vaincre la résistance de ces ligaments qui n'ont pas encore la force et la solidité qu'ils auront plus tard.

Il en est de cette luxation comme de toutes les autres. La fréquence de cette luxation diminue au-dessus de cet âge ; cependant on en a observé des exemples chez des individus âgés de 50 et de 60 ans. Mais ces exemples sont rares, et il nous semble permis de rapprocher, sous ce rapport, les hommes de 60 ans et au-dessus des hommes de 18 ans et au-dessous, l'explication à donner pour la rareté de cette luxation nous paraissant être la même pour les deux âges.

En résumé, les luxations sus-acromiales de la clavicule, rares chez les vieillards, plus rares encore chez les enfants, ont leur maximum de fréquence de 20 à 30 ans et même de 20 à 25 ans.

Côté. — Une remarque bien plus intéressante à faire, à propos de cette luxation, est celle qui à trait au côté où elle se produit. Dans tous les auteurs que nous avons étudiés, dans toutes les observations que nous avons lues, nulle part, nous n'avons trouvé d'observation de luxation sus-acromiale de la clavicule gauche. Ce fait est évidemment bien extraordinaire, mais il faut, sans doute, l'attribuer à ce que les auteurs qui ont écrit sur cette luxation, ont confondu le côté gauche avec le côté droit. Mais nous le répétons, jusqu'à présent, d'après les auteurs, cette clavicule gauche paraît avoir été indemne de cette luxation. On pourrait donner de ce fait des explications qui paraîtront assez acceptables : d'abord, le bras droit est généralement plus employé que le gauche ; ensuite, quand il s'agit de porter un poids considérable, de parer un coup ou d'éviter une chute, c'est encore ce bras droit qui est le plus ordinairement mis en avant et se trouve, par conséquent, beaucoup plus exposé que e gauche aux traumatismes qui tendent à agir contre le tronc.

Profession. — Il n'y a aucune remarque à faire sous ce rapport.

Causes et mécanisme. — Si maintenant nous passons à l'étude des causes et du mécanisme, nous pouvons les grouper sous trois chefs différents :

1° *Chute sur le moignon de l'épaule.* — C'est évidemment là la cause la plus fréquente, elle produit les quatre cinquièmes des cas environs. Quel est le mécanisme de la luxation dans ce cas ? Voici ce que Morel Lavallée en dit dans son mémoire sur les luxations de la clavicule, inséré dans les *Annales de la chirurgie française* de 1843, t. 9. « Qu'un choc porte directement sur l'épaule, il y a, dit-il, rencontre perpendiculaire de l'acromion et de la clavicule qui se brisera. Au contraire, dans une chute sur le côté, avec impulsion en avant, l'épaule est, en même temps, refoulée en bas et en dedans, les facettes articulaires s'inclinent et la luxation n'a plus d'obstacle que dans les ligaments. »

Pour Morel-Lavallée, l'impulsion du tronc en avant est nécessaire pour que la luxation se produise. Nous ne pouvons accepter cette manière de voir, et, si nous lisons les auteurs et notamment l'observation du malade de M. Bouisson, dans les *Annales de la chirurgie française,* 1843, t. IX, p. 321, et l'observation du soldat de M. Sédillot, rapportée dans les œuvres de A. Cooper, traduites par Chassaignac et Richelot, nous voyons que, dans ces deux cas, de même que dans un troisième que nous rapportons, il y a eu chute sur la partie postérieure du moignon de l'épaule, sans projection du tronc en avant; le tronc, dans ces cas, était, au contraire, poussé en arrière. Enfin, cette impulsion du tronc en avant ne saurait être invoquée dans les cas où la luxation s'est produite, le malade tombant sur le coude.

Pour nous, voici comment nous comprenons le mécanisme de cette luxation. Un individu tombe sur l'épaule, sur le coude écarté du tronc, peu importe, qu'arrive-t-il? La violence reçue directement sur l'omoplate dans le premier cas, transmise à l'omoplate par l'humérus, dans le second, pousse cet os en avant et en bas et applique sa face antérieure contre le thorax. Dans ce mouvement, l'omoplate a basculé sur lui-même autour de l'apophyse caracoïde qui est restée sensiblement à la même place. L'acromion a suivi le mouvement de bascule et est descendu en dehors et en bas. L'extrémité externe de la clavicule, qui repose par sa face inférieure sur l'apophyse caracoïde, se trouve soulevée en haut par cette apophyse. Elle voit alors la surface articulaire de son extrémité externe abandonner la surface correspondante de l'acromion; elle glisse au-devant de cette surface, monte au-dessus et vient même chevaucher sur elle. Les deux surfaces articulaires se sont abandonnées et la luxation est produite. Cette luxation sera incomplète ou complète suivant le plus ou moins de force de la violence.

Quelle est dans ce mécanisme l'influence du muscle trapèze?

Pour nous, elle ne nous semble pas nécessaire; ce muscle peut seulement compléter ou exagérer la luxation une fois quelle a commencé à se produire.

En résumé, pour nous, le soulèvement de la clavicule par l'apophyse caracoïde, tandis qne l'acromion bascule et s'abaisse en dehors et en bas, quand l'omoplate est poussé contre le thorax, voilà le mécanisme de cette luxation. Comme conditions adjuvantes il y a : la direction des surfaces articulaires, l'impulsion du tronc en avant et enfin la contraction du muscle trapèze.

2° *Coup sur le deltoïde.* — *Poids pesant sur l'acromion. Cause assez fréquente.* — Le mécanisme que nous invoquions plus haut nous paraît expliquer la luxation sus-acromiale, dans ce deuxième cas, encore plus facilement que dans le premier.

En effet, qu'est-ce qui arrive quand un poids agit sur l'acromion et pèse sur lui? Cet acromion s'abaisse en bas et en dehors tandis que l'apophyse caracoïde reste à son niveau. La partie inférieure de l'omoplate bascule autour de l'apophyse caracoïde, s'applique contre le thorax, en suivant le mouvement de l'acromion. L'extrémité externe de la clavicule se trouve soulevée par cette apophyse caracoïde, sa surface articulaire glisse au-devant de celle de l'acromion et même passe au-dessus. Les rapports sont perdus; cette extrémité externe de la clavicule glisse sur l'acromion et la luxation se produit. Si la violence a été plus ou moins forte, si le muscle trapèze se contracte violemment, alors la clavicule est attirée fortement en arrière et en haut et la luxation, d'incomplète qu'elle était, s'est transformée en complète. Tel est le cas de l'ouvrier plombier, dont Malgaigne rapporte l'histoire dans son Traité des luxations; tel aussi nous paraît être le cas de l'homme dont Cloquet rapporte l'histoire dans le *Journal hebdomadaire* de 1830, t. VII, p. 400. Cet homme, sentant glisser une poutre qu'il portait sur l'épaule, fait un brusque mouvement pour la retenir, et aussitôt la luxation se produit.

Cloquet attribue la luxation à la contraction musculaire, cependant il est parfaitement permis de croire que le poids de la poutre, pesant lourdement sur l'acromion, ne fut pas étranger à la production de cette luxation.

3° *Contraction musculaire.* — Cette cause ne peut pourtant pas être niée et, si nous croyons qu'elle ne fut pas seule à agir chez le malade de Cloquet, nous n'hésitons pas à croire qu'elle fut la seule à produire la luxation sus-acromiale complète chez le malade qui fait le sujet de notre quatrième observation. Chez cet homme, en effet, la luxation s'est produite dans une contraction musculaire énergique et brusque qu'il a faite pour se relever, alors que ses deux mains étaient fixées à deux anneaux de gymnase, et que le poids de son corps était suspendu au bout de ses bras. Nous ne voyons pas, chez ce malade, d'autre cause de luxation, et nous avons pu nous assurer, par nos questions, qu'il n'a reçu aucun coup sur l'épaule et qu'il n'est pas tombé.

SYMPTOMATOLOGIE.

De même qu'au point de vue anatomique nous avons admis deux espèces de luxations sus-acromiales, de même aussi, au point de vue symptomatique, devons-nous en admettre deux espèces, avec cette réserve, qu'ici comme ailleurs, la luxation incomplète n'est que le premier degré de la luxation complète. Mais si, pour certaines luxations, la luxation du coude, par exemple, les symptômes sont assez assez tranchés dans les deux variétés d'une même luxation, ici il n'en est plus de même et la description séparée des deux variétés de luxations sus-acromiales est assez difficile à faire.

Nous allons d'abord passer en revue les divers symptômes communs aux deux variétés, et nous terminerons par une description résumée de chacune de ces deux variétés.

Les symptômes communs sont :

1° *Douleur*. — Elle se produit ordinairement au moment de l'accident et accompagne la sensation de déchirure qui se produit alors. Elle siége ordinairement au niveau de l'articulation acromio-claviculaire, mais souvent elle n'arrive que par la contraction du deltoïde. Cette douleur est souvent très-vive, dure de huit à dix jours, rarement plus. On l'a pourtant vue durer plusieurs mois, et chez le malade de notre deuxième observation, elle a persisté huit mois, et même dix mois chez le malade de notre quatrième observation. Ce sont là des cas aussi rares que ceux dans lesquels la douleur s'irradie jusque dans le bras.

2° *Ecchymose*. — Elle est rarement observée.

3° *Inclinaison de la tête*. — Elle se fait ordinairement du côté où se trouve la luxation et presque toujours seulement chez les malades dont la luxation est récente. Ce signe, qui est probablement instinctif et provoqué par la crainte où se trouve le malade de faire un seul mouvement qui réveille sa douleur, disparaît rapidement et ne se retrouve plus, non plus que les deux précédents, dès que la clavicule luxée a acquis un peu de solidité dans sa nouvelle position.

4° *Déformation de l'épaule.* — Signe constant. Ordinairement elle paraît aplatie, le sillon qui sépare le bras du thorax a disparu. Cet aplatissement apparent tient à un faible allongement vertical de la paroi antérieure de l'aisselle. Le bras lui-même paraît allongé, mais la mensuration permet rapidement de se convaincre qu'il n'en est rien. Enfin, le moignon de l'épaule est rapproché du thorax, ce qu'il est permis de constater par la mensuration pratiquée entre l'acromion en dehors, et l'extrémité sternale de la clavicule luxée en dedans : il y a toujours une distance plus faible du côté luxé.

5° *Saillie de la clavicule.* — Ce symptôme est l'un des meilleurs, cette saillie est plus ou moins considérable : quelquefois, dans la luxation incomplète, la clavicule s'élève de quelques lignes seulement au-dessous de l'acromion : d'autres fois elle va jusqu'à un pouce, comme chez les malades de Morel-Lavallée et Sédillot, et même 1 pouce 1[2, comme chez les malades de Baraduc et Malgaigne. Il faut dire, que dans ces cas, la luxation était complète. Chez nos malades cette saillie a varié de 1 à 2 cent., mais jamais elle n'a été plus forte. Cette saillie est arrondie et présente à sa partie postérieure, une surface lisse qui est la surface articulaire de l'extrémité externe de la clavicule, ce dont il est facile de s'assurer, car le doigt promené sur la face supérieure de la clavicule ne sent aucune ligne de démarcation entre elle et le reste de cet os. Enfin, cette saillie soulève brusquement la peau qui, dans les cas extrêmes, descend presque verticalement en dehors pour aller recouvrir le moignon de l'épaule,

6° *Ecartement de la clavicule.* — Il se mesure entre

l'acromion et l'extrémité de la clavicule. Cet écartement qui est un bon symptôme, varie beaucoup. Il a été de un pouce 1[2 chez les malades de Morel-Lavallée et Sédillot, de trois doigts chez Galien, et enfin de 2 pouces chez la malade de Marie, ce qui est l'écartement maximum observé jusqu'ici. Cet écartement fait disparaître les creux sous et sus-claviculaires.

Chez nos malades, il a varié de 1 centimètre 1[2 à 3 centimètres 1[2.

7° *Rotation de la clavicule sur elle-même.* — La clavicule tourne sur elle-même de façon que sa face supérieure devient antérieure. Ce signe, indiqué par Malgaigne, est rare.

8° *Mobilité de la clavicule.* — Symptôme assez constant. Pour la percevoir, il faut saisir entre les doigts l'extrémité externe de la clavicule, puis la pousser en divers sens, après avoir eu soin de faire lever le bras. Assez souvent elle se meut d'avant en arrière et de haut en bas, mais seulement lorsque la luxation n'est pas trop ancienne et que la clavicule n'a pas encore contracté d'adhérences avec la face supérieure de l'acromion. Cette mobilité est quelquefois empêchée par une contracture, soit du trapèze qui l'empêche de descendre en avant et en bas, soit du deltoïde qui l'empêche, au contraire, de remonter.

9° *Crépitation.* — Elle se sent surtout dans les mouvements que l'on exerce et elle est causée par les rugosités de la face inférieure de la clavicule qui viennent frotter contre les rugosités de la face supérieure de l'acromion. Ce signe persiste surtout dans les vieilles luxations non réduites et ayant recouvré leurs mouvements

10° *Signes fournis par l'omoplate.* — C'est un symptôme de peu de valeur. Cet os subit un déplacement qui écarte sa face antérieure de la face postérieure du thorax et éloigne son bord spinal de la colonne vertébrale. En outre, il subit un mouvement de bascule par lequel son extrémité articulaire est abaissée en bas et en avant par le poids du membre supérieur, tandis que son angle inférieur soulève fortement la peau et se trouve souvent à un niveau supérieur à celui de l'autre côté.

11° *Mouvements.* — Les symptômes fournis par eux ont peu de valeur. Les mouvements communiqués sont toujours libres quoiqu'un peu douloureux. Les mouvements spontanés d'avant en arrière se font également bien, mais ceux d'abduction et d'élévation sont ordinairement impossibles, dans les premiers jours, à cause de la douleur. Ils reviennent, en général, assez vite et nous n'avons guère d'observation contraire que celle fournie par le vieux tisserand de Denonvilliers chez qui les mouvements spontanés furent perdus presque complètement.

Tels sont les symptômes généraux des luxations sus-acromiales. Il nous sera facile maintenant de tracer un tableau rapide des symptômes fournis particulièrement par chacune des deux variétés.

Luxation sus-acromiale incomplète. — Nous trouvons, au sommet de l'épaule, une petite tumeur dure, arrondie, se continuant avec le corps de la clavicule dont elle n'est que l'extrémité externe, ce que le doigt permet de constater. Elle dépasse très-peu la face supérieure de l'acromion, et l'on a besoin, pour constater qu'elle est bien anormale, de la comparer à la clavicule opposée. Les mouvements du bras se font bien, quoiqu'ils provoquent un peu de douleur. L'omoplate n'a sensiblement pas changé de position. Enfin dès que l'on élève le bras du malade, cette petite tumeur tend à disparaître et à combler la faible distance qui la sépare du sommet de l'acromion. Mais elle reparaît dès qu'on abandonne le bras.

Luxation sus-acromiale complète. — Dans la luxation complète, au contraire, les symptômes sont beaucoup plus accusés. Si l'on arrive au moment de l'accident, il y a souvent une ecchymose au niveau de l'articulation acromio-claviculaire qui est également et presque toujours le siége d'une vive douleur. La tumeur formée par l'extrémité luxée de la clavicule est assez grosse, dure, arrondie, et le doigt qui constate que c'est bien l'extrémité externe de la clavicule permet, en outre, de sentir, à la partie postérieure de cette saillie, une surface lisse qui est la facette articulaire de l'extrémité acromiale de la clavicule : cette facette ne se sent plus si la luxation est ancienne. Cette saillie peut subir quelques déplacements d'avant en arrière ou inversement, quand on la saisit entre les doigts, et ces déplacements se transmettent à la totalité de la clavicule. Enfin si, en même temps qu'on fait lever le bras, on fait remuer cette saillie, et si l'on presse sur elle, elle tend à disparaître, pour se reproduire, il est vrai, dès qu'on laisse aller le bras. Cès mouvements sont accompagnés de quelques craquements sentis par la main, craquements dus au frottement de cette tumeur sur la face supérieure de l'acromion. Les creux sus et sous-claviculaires ont disparu. L'omoplate a subi un déplacement qui l'éloigne de la colonne vertébrale et écarte sa face antérieure de la face postérieure des côtés. Son angle inférieur, souvent situé à un niveau supérieur à celui de l'omoplate opposé, soulève très-fortement la peau du dos tandis que son extrémité articulaire est attirée en bas et en avant par le poids du membre supérieur.

Les mouvements spontanés sont, quelquefois, rendus impossibles par la douleur. Les mouvements communiqués se font tous et montrent l'intégrité de l'articulation scapulo-humérale.

DIAGNOSTIC.

L'étude que nous venons de faire de tous les symptômes de cette luxation, nous en rendra le diagnostic très-facile. En effet, une tumeur plus ou moins volumineuse, dure, arrondie, située sur le moignon de l'épaule ; cette tumeur se continuant sous le doigt, sans aucune trace d'interruption avec le bord antérieur et la face supérieure de la clavicule ; cette tumeur mobile entre les doigts, et communiquant ses mouvements à tout le reste de la clavicule ; cette tumeur, située à une distance plus ou moins grande de l'extrémité antérieure de l'acromion et surmontant cette saillie d'une hauteur assez variable ; cette cette tumeur enfin, s'augmentant quand on fait porter le moignon de l'épaule en haut et en avant, disparaissant, au contraire, quand à un mouvenent qui porte ce moignon de l'épaule en dehors en haut et en arrière, on joint une pression exercée sur sa face supérieure, et reparaissant aussitôt que l'on cesse ces manœuvres ; voilà tous les signes fournis par cette tumeur pour faire porter le diagnostic de luxation sus-acromiale de la clavicule. D'autres signes, de moindre valeur, pourraient encore le confirmer. Tels sont 1° la déformation du moignon de l'épaule, qui est rapproché du thorax, et qui paraît allongé verticalement ; 2° le déplacement de l'omoplate qui, assez souvent, est éloigné de la colonne vertébrale et écarté de la face postérieure des côtes, tandis que son angle inférieur est situé à un niveau souvent plus élevé que celui du côté opposé, et soulève fortement la peau du dos, et que son extrémité articulaire est attirée en avant et en bas par le poids du membre supérieur ; 3° la disparition des creux sus et sous-claviculaire ; 4° conservation des mouvements du bras. Le diagnostic différentiel entre les deux variétés de la luxation sus-acromiale est assez difficile à faire. Cependant, voici, d'après nous, les signes capitaux qui permettront de les reconnaître l'une de l'autre :

Luxation incomplète ;

Tumeur très-petite, se réduisant avec une facilité extrême, par la seule élévation de l'épaule en arrière et en haut ;

Persistance des creux sus et sous-claviculaires ;

Déplacement de l'omaplate peu considérable ;

Peu de gêne dans les mouvements du bras.

Luxation complète.. — Tumeur assez volumineuse, dépassant la face supérieure de l'acromion d'une hauteur notable, et s'écartant de l'extrémité antérieure de cet acromion d'une distance assez considérable. Réduction possible, mais pas toujours, si l'on n'y ajoute une pression sur sa face supérieure. Mobilité assez grande. Déplacements de l'omoplate, presque toujours accentués. Enfin, déformation du moignon de l'épaule, et disparition des creux sus et sous-claviculaires, ainsi qu'une gêne très-prononcée dans les mouvements du bras.

Malgré la facilité de son diagnostic, cette luxation a pu être confondue avec les lésions suivantes :

1° *Conformation naturelle du moignon de l'épaule.* — Il suffit, pour éviter une pareille erreur, de comparer les deux clavicules entre elles ; la saillie de l'extrémité acromiale de la clavicule est assez souvent très-accentuée chez certains sujets, même bien faits d'autre part.

2° *Fracture de la clavicule.* — Outre le siége de la tumeur qui, dans la fracture, se trouve généralement sur un point de la longueur de l'os et non à son extrémité, il y a la mensuration qui établit entre ces deux lésions une distinction capitale. Dans la fracture, la clavicule fracturée se trouve diminuée dans sa longueur, et il suffit de mesurer ces deux os comparativement, pour reconnaître l'os fracturé, qui est plus court que l'autre.

3° *Luxation de l'humérus.* — Dans les luxation de l'humérus, la tête de cet os se trouve dans un point variable de l'aisselle, mais elle s'y trouve ; il y a quelquefois un allongement ou un raccourcissement du bras (mesuré de l'acromion à l'olécrâne), qui n'existe jamais dans la luxation sus-acromiale de la clavicule. Enfin, la déformation du moignon de l'épaule n'est pas la même dans les deux cas. Dans la luxation de l'humérus, il y a, au-dessous de l'acromion, qui soulève fortement la peau en dehors, une sorte de coup de hache caractéristique d'une affection de l'humérus. L'acromion menace de perforer la peau. De plus, il se trouve au même niveau que l'acromion du côté opposé ; les mouvements du bras sont impossibles. Dans la luxation de la clavicule, rien de pareil. L'acromion a subi le mouvement de déplacement éprouvé par le bras entier, qui n'est pas raccourci ; la dépression se trouve au-dessus et non pas au-dessous. Cette dépression est assez considérable, et est limitée, en haut, par la saillie de la clavicule ; les mouvements du bras, quoique douloureux, sont libres.

4° *Fracture de l'humérus.* — Il suffit de les indiquer pour pouvoir mentionner l'erreur possible. La mensuration du bras fera seulement le diagnostic différentiel.

PRONOSTIC.

Le pronostic des luxations sus-acromiales n'a rien de grave. A peine avons-nous pu trouver dans la science le cas du tisserand de Denonvilliers qui fut obligé de quitter son état. Le plus souvent, la luxation même, abandonnée à elle-même, permet au membre supérieur de recouvrer ses mouvements dans un temps variable, quelquefois même assez long, mais jamais l'usage du bras n'est perdu ; assez souvent seulement il perd de sa force.

TRAITEMENT.

Réduction. — Assez facile à obtenir et obtenue de deux manières différentes : 1° Saisir, entre les mains placées de façon à entourer le bras le plus haut possible, jusque sous l'aisselle, le moignon de l'épaule et l'attirer en dehors en même temps qu'on le pousse un peu en haut.

2° Ajouter à ces deux mouvements un mouvement de propulsion de l'épaule en arrière.

A ces deux moyens il convient d'en ajouter deux autres. 3° Porter, pendant que l'on exécute les deux manœuvres précédentes, le coude fortement en avant, de dehors en dedans, et faire toucher l'épaule opposée par la main du bras malade. 4° Enfin, à ces trois mouvements, ajouter une pression sur l'extrémité luxée de la clavicule, et la pousser de haut en bas et d'arrière en avant. Une fois que la luxation est ainsi réduite, on peut maintenir cette réduction à l'aide d'une foule de bandages. Cette multitude de bandages indique la difficulté que l'on a pour obtenir une guérison complète. Néamoins nous allons citer les suivants :

1° Tous les bandages qui servent pour le traitement de la fracture de la clavicule peuvent être employés pour les luxations sus-acromiales. Tels sont les bandages de Desault, de Boyer, de Mayor ; mais ces bandages se relâchent trop vite, et le bandage de Mayor a même l'inconvénient de se déplacer trop facilement ; comme cela arriva dans le cas de Nélaton.

2° *Bandage de Baraduc.* — C'est celui qui réussit le mieux. Ce bandage, qui n'est que celui de Boyer modifié, est le suivant : Une fois la réduction opérée, on fixe le bras et l'avant-bras contre le tronc, à l'aide de bandes circulaires, puis on place les pièces suivantes :

1° Un tampon de compresses graduées sur l'extrémité luxée de la clavicule ;

2° Une bande (cubito-claviculaire) circulairement placée, dont un des chefs, placé sur le tampon, descend sur la face antérieure du bras jusqu'au coude qu'elle contourne, puis remonte le long de la face postérieure du bras pour remonter sur l'épaule, repasser sur le tampon, et ainsi de suite, cinq à six fois. C'est la bande capitale du bandage ; elle maintient la luxation réduite.

3° Enfin, une bande de trois à quatre mètres de long

est placée à cheval sur la bande cubito-claviculaire, au niveau du milieu de la hauteur du bras ; une pareille en arrière ; ces deux bandes sont nouées ensemble sous l'aisselle saine ; elles servent à maintenir la bande cubito-claviculaire et à mesurer la pression qu'elle exerce sur l'extrémité luxée de la clavicule.

4° *Tourniquet de J.-L. Petit*. Cet instrument, qui réussit très-bien entre les mains de Malgaigne et de Laugier, doit être manœuvré prudemment, à cause de la facilité avec laquelle sa pression continue, sur l'extrémité de la clavicule, peut produire des eschares.

5° *Bandage de Baraduc modifié*. — Cette modification consiste à remplacer la bande cubito-claviculaire qui est en linge dans le bandage de Baraduc, par une bande élastique de caoutchouc. Nous avons vu réussir ce moyen sur un malade.

5° Enfin voici un dernier bandage. Nous avons vu employer ce bandage chez le malade de notre troisième observation ; voici en quoi il consiste : Lorsque l'on a réduit, à l'aide de manœuvres convenables, la luxation de la clavicule, on prend, avec de la gutta-percha, un moule du moignon de l'épaule, dans la position où la luxation est complètement réduite. Ce moule descend, en avant, sur la poitrine, à trois ou 4 travers de doigt au-dessous de la clavicule ; en arrière, il descend à un ou deux travers de doigt, au-dessous de l'épine de l'omoplate. En dedans et en haut, il remonte jusqu'au milieu de la hauteur du cou ; en dehors. il embrasse le moignon de l'épaule, mais de façon à permettre quelques mouvements à l'humérus et à éviter ainsi un commencement d'enkylose, presque inévitable avec d'autres bandages, et surtout avec les bandages dextrinés. Une fois ce moule pris, on le laisse sécher pendant vingt-quatre ou trente-six heures·

Pour être sûr que le moule réduira bien la luxation, on peut ou bien renforcer le bandage par une nouvelle couche de gutta-percha, au point où il presse sur l'extrémité de la clavicule luxée, ou bien placer là une petite compresse graduée.

Le moule, sec, est remis en place, après avoir réduit la luxation. Par-dessus ce moule on place le bandage de Baraduc, modifié par la bande en caoutchouc. Ainsi que nous l'avons déjà dit, nous recommandons ce bandage parce que nous l'avons vu donner· un résultat satisfaisant sur un de nos malades.

6° Enfin, ce qu'il faut surtout faire dans le traitement de cette luxation, ce sont des mouvements qui auront pour avantage de rendre rapidement au membre ses fonctions, si l'on n'a pas pu obtenir la guérison radicale de la lésion, et surtout d'éviter une ankylose de l'articulation scapulo-humérale, ankylose très-facile et surtout très-rapide à obtenir.

Le traitement par les bandages varie de vingt jours à trente. Il faut bien se garder de laisser le malade dans un bandage, plus longtemps que ce délai, et même nous croyons que si, après vingt-cinq jours de traitement, la réduction n'est pas obtenue d'une manière satisfaisante, il faut renoncer aux bandages et faire exécuter des mouvements au membre malade.

OBSERVATION I (personnelle).

Luxation sus-acromiale, incomplète et ancienne de la clavicule droite.

Le nommé Chéreau, 89° de ligne, jeune soldat de la classe, est entré, le 8 mars 1875, pour une bronchite aiguë, dans un service de fiévreux. Ce malade, nous étant particulièrement confié, le lendemain de son entrée, nous constatâmes, en voulant le percuter, une déformation particulière dans le moignon de son épaule droite. Son épaule gauche n'avait rien de particulier.

Interrogé, pour savoir s'il avait toujours eu cette déformation, Chéreau nous raconte qu'à l'âge de douze ans, il est tombé d'un arbre sur lequel il voulait grimper, et que, dans sa chute, la partie postérieure de son épaule a porté contre le sol. Il aurait, aussitôt après cette chute, senti dans l'épaule une douleur qui aurait été assez vive pour l'empêcher de se servir de son bras, pendant vingt jours au moins, et qui, ajoute-t-il, aurait disparu sous l'influence de frictions avec l'alcool camphré. Aucun bandage n'aurait été appliqué, et les mouvements seraient revenus trois mois environ après l'accident ; mais il aurait conservé depuis lors la déformation qu'il présente encore aujourd'hui, neuf ans après l'accident.

Cette déformation est la suivante : Côté sain. Ainsi que je l'ai dit, il n'y a rien d'anormal, et, malgré le peu d'embonpoint du malade, la clavicule ne fait aucune saillie au-dessus de l'acromion.

Côté malade. — L'épaule est déformée ; son moignon est abaissé, paraît un peu allongé et se trouve rapproché du tronc, de telle sorte que la distance qui sépare l'extrémité externe de l'acromion de l'extrémité interne de la clavicule, se trouve diminuée de 2 centimètres du côté malade.

Les creux, sous et sus-claviculaires, sont presque nuls, comparés à ceux du côté gauche.

Sur le moignon de l'épaule se trouve une saillie anormale. Cette saillie paraît due à l'extrémité externe de la clavicule. En effet, le doigt promené sur la face supérieure et sur la partie antérieure de cet os, ne rencontre aucune solution de continuité. La clavicule gauche est de la même longueur que la droite ; saisie entre les doigts, en faisant lever un peu l'épaule, on peut lui imprimer de très-faibles mouvements qui se communiquent à toute la clavicule. La crète de l'épine de l'omoplate est intacte d'un bout à l'autre, et passe au-dessous de cette saillie.

Cette saillie est peu considérable et ne se trouve guère élevée que de 1 centimètre au-dessus de la face supérieure de l'acromion ; enfin elle se trouve distante de 2 centimètres environ de l'extrémité externe de cette apophyse. On ne sent plus, à travers la peau, la surface articulaire de l'extrémité externe de la clavicule, ce que l'ancienneté de la luxation peut très-bien expliquer.

Vue par derrière, et le malade laissant pendre son bras le long du corps, cette saillie paraît encore plus prononcée qu'en avant. L'omoplate a subi un déplacement qui le décolle de la face postérieure des côtes, et éloigne son bord spinal de la saillie des apophyses épineuses dorsales, d'un travers de doigt de plus que de l'autre côté. En outre, l'angle inférieur fait, sous la peau, une saillie considérable due à un mouvement de bascule causé par le poids du membre supérieur qui entraîne, en bas et en avant, l'extrémité articulaire.

Au point de vue des mouvements, tous se font bien aujourd'hui, et il est facile de voir que l'articulation scapulo-humérale est libre. Seul, le mouvement par lequel l'épaule est soulevée en masse pour entraîner le bras en haut est un peu gêné et a fait perdre, au membre supérieur droit, un peu de sa force. Notre malade nous offre donc un exemple de luxation sus-acromiale ancienne et incomplète de la clavicule droite. La lésion étant beaucoup trop ancienne, il n'y a pas lieu de songer au traitement. Cette observation n'a d'ailleurs été donnée que pour montrer ce que devient cette luxation abandonnée à elle-même.

OBSERVATION II (personnelle).

Luxation sus-acromiale incomplète de la clavicule droite.

Le C..., 21 ans, 115° de ligne, jenne soldat de la classe, entre, le 5 janvier 1875, à l'hôpital, pour une douleur l'empêchant de se servir de son bras droit et le mettant dans l'impossibilité de faire son service.

Interrogé sur l'accident qui l'a mis dans cet état, il raconte que, il y a sept mois, avant son entrée au service, il est tombé d'un arbre. A ce qu'il raconte, il serait tombé sur l'épaule et ce serait la partie postérieure de son épaule qui aurait frappé contre le sol. Quoi qu'il en soit, depuis lors, il n'a plus pu se servir de son bras droit, à cause d'une douleur très-vive siégeant au niveau de l'extrémité externe de la clavicule, douleur persistant aujourd'hui encore et lui faisant tenir le bras immobile le long du tronc.

Voici ce que nous avons observé le 20 janvier. Du

côté gauche, pas de saillie, moignon de l'épaule normalement arrondi.

Du côté droit, l'épaule est abaissée et rapprochée du tronc, de telle sorte, que la distance qui sépare l'acromion de l'extrémité interne de la clavicule, est de 2 centimètres plus courte du côté malade que du côté sain.

Les creux sus et sous-claviculaires ont disparu et le trapèze forme à droite une saillie assez notable sous la peau.

Sur le moignon de l'épaule, et surmontant l'acromion de 1 centimètre de hauteur environ, se trouve une saillie arrondie soulevant légèrement la peau. Cette saillie nous paraît due à l'extrémité externe de la clavicule. En effet, le doigt, promené le long du bord antérieur et sur la face supérieure de cet os, n'y rencontre aucune solution de continuité. La mensuration des deux clavicules est égale des deux côtés; la crête de l'épine de l'omoplate, suivie avec le doigt, montre qu'elle est intacte. Cette saillie se trouve à une distance de près de 2 centimètres de l'extrémité externe de l'acromion. Enfin, prise entre les doigts et poussée en divers sens, en même temps que l'on élève le bras, cette saillie remue un peu en bas en même temps que la clavicule entière suit ce mouvement.

Si l'on regarde le malade par derrière, en lui faisant tenir le bras contre le tronc, la saillie de la clavicule paraît plus accentuée qu'en avant. L'omoplate est écarté de la face postérieure des côtes et éloigné de l'épine du rachis de 1 c. et demi à 2 centimètres de plus que du côté opposé. Enfin, le poids du membre supérieur fait basculer l'omoplate et, tandis qu'il entraîne l'extrémité articulaire en bas et en avant, il fait saillir l'angle inférieur sous la peau. Pas de différence de niveau sensible entre les deux omoplates. Les mouvements spontanés sont empêchés par une douleur siégeant au niveau de l'extrémité externe de la clavicule, mais, cependant, ils peuvent se faire, excepté l'élévation. Les mouvements communiqués sont tous possibles, mais l'abduction et l'élévation exaspèrent la douleur et augmentent la saillie de la clavicule. De plus, la main appliquée sur le moignon de l'épaule, y perçoit un craquement dû probablement au frottement de la clavicule sur l'épine de l'omoplate.

L'articulation huméro-scapulaire est libre.

Ce malade présente, en outre, à l'extrémité interne de cette clavicule droite, un gonflement anormal. Est-ce une fracture consolidée? Est-ce une périostite par contusion? C'est ce que nous ne saurions dire.

Nous avons donc ici une luxation sus-acromiale incomplète et ancienne de la clavicule droite.

Comme traitement, on fait faire des mouvements à l'épaule afin d'éviter à l'articulation scapulo-humérale une ankylose si facile et si prompte dans les articulations du membre supérieur.

Il n'y a pas à songer à réduire la luxation; cela est devenu impossible aujourd'hui, la maladie étant trop ancienne.

Un emplâtre de diachylon de Vigomercuriel, pour faire diminuer le gonflement de l'extrémité interne, des mouvements, voilà toute la thérapeutique.

Deux mois plus tard, la déformation persiste, mais les mouvements spontanés sout encore un peu douloureux; ceux d'élévation et d'abduction surtout. Les mouvements communiqués se font tous facilement.

Aujourd'hui, 15 mai, les mouvements spontanés s

font sans douleur et avec facilité, mais la déformation persiste et probablement pour toujours.

OBSERVATION III (personnelle).
Luxation sus-acromiale complète de la clavicule droite.

Le nommé F..., 24 ans, 46ᵉ de ligne, entre le 8 mars 1875 à l'hôpital, pour une lésion qui l'empêche de se servir de son bras droit.

Cet homme raconte que, la veille, il a été poussé par un de ses camarades dans un escalier et qu'il est tombé sur la partie postérieure de son épaule. Pour se relever, il a dû employer son bras gauche, parce qu'il ne pouvait pas remuer le bras droit. Cette immobilité était due à une forte douleur siégeant sur le moignon de l'épaule, au niveau de l'articulation acromio-claviculaire.

Aujourd'hui, 7 mars, voici ce qu'il nous présente :

Du côté gauche, le moignon de l'épaule est normalement arrondi, sans saillie de la clavicule au-dessus de l'acromion.

Du côté droit, au contraire, l'épaule a perdu sa forme. Le moignon est abaissé et rapproché du tronc; en effet, la mensuration donne :

Distance de l'acromion à l'extrémité interne de la clavicule, côté sain, 0ᵐ,17 ; côté malade, 0ᵐ,14,5.

Au-dessus du moignon, de l'épaule, se trouve une saillie considérable, soulevant la peau qui descend brusquement en dehors pour aller recouvrir la face supérieure de l'acromion et le moignon de l'épaule. Cette saillie est élevée de 0ᵐ,015 au-dessus de la face supérieure de l'acromion, et elle se trouve laisser entre l'extrémité antérieure du l'acromion et elle un intervalle de 0ᵐ,035 à 0ᵐ,04. De plus, elle se continue, sans ligne aucune d'interruption, avec le bord antérieur et la face supérieure de la clavicule droite. Enfin, à travers la peau, elle permet de sentir une petite facette lisse. Cet ensemble de symptômes nous fait croire que cette saillie est due à l'extrémité externe de la clavicule qui s'est luxée en haut et en arrière, au-dessus de l'acromion.

Notre diagnostic nous paraît d'ailleurs confirmé par les signes suivants : disparition, en avant, des creux sus et sous-claviculaires, saillie du muscle trapèze sous la peau. La tête et le cou sont un peu penchés de ce côté.

Le malade, vu par derrière et les deux bras pendant le long du corps, nous montre la saillie encore plus prononcée qu'en avant, et elle se trouve située sur l'épine de l'omoplate qui ne présente aucune trace de fracture.

L'omoplate a subi un mouvement de déplacement qui écarte sa face antérieure de la face postérieure des côtes et éloigne son bord spinal de la colonne vertébrale de 1 centimètre au moins de plus que du côté gauche. L'angle inférieur fait, en outre, une saillie considérable sous la peau, tandis que par un mouvement inverse, l'extrémité articulaire est attirée en bas et en avant par le poids du membre supérieur. Il est situé à 2 centimètres plus haut que l'omoplate gauche.

Enfin, nous avons encore ici deux symptômes sur lesquels nous insistons : d'abord la clavicule droite a la même longueur que la gauche ; ensuite, si l'on prend entre les doigts cette saillie pendant que l'on fait élever le membre supérieur en haut et en arrière, on voit qu'elle peut subir, d'arrière en avant, un mouvement de déplacement qui se communique à toute la clavicule droite, et qu'en pressant sur elle elle disparaît en même temps que la clavicule droite s'abaisse. Dans ce mouvement, le creux sous-claviculaire reparaît, et la distance qui séparait l'acromion de la clavicule a disparu. Dès que l'on cesse ces manœuvres, le déplacement se reproduit.

Au point de vue des mouvements, nous constatons que des mouvements spontanés sont possibles ; celui d'avant en arrière se fait sans douleur, tandis que celui d'abduction et d'élévation est rendu presque impossible par la douleur. Les mouvements communiqués se font tous librement, mais l'abduction et l'élévation seules provoquent un peu de douleur. Il n'y a rien dans l'articulation scapulo-humérale.

Traitement. — La réduction étant obtenue, comme nous l'avons dit, en pressant sur l'extrémité luxée de la clavicule et en la poussant en bas et en avant, pendant que l'épaule est poussée en arrière et en haut, un bandage de Baraduc est appliqué le premier jour.

Le lendemain, ce bandage se trouvant relâché, on le modifie, et la bande cubito-claviculaire de linge est remplacée par une bande en caoutchouc, le reste comme dans le bandage de Baraduc. La réduction et la coaptation se font très-bien et le bandage est laissé en place pendant cinq à six jours.

Au bout de ce temps, le bandage s'étant un peu relâché, il est enlevé et aussitôt la luxation se reproduit.

Ce second bandage est alors remplacé par le bandage que nous avons décrit à l'article *Traitement*. Moule en gutta-percha, bande cubito-claviculaire en caoutchouc, etc,

Ce bandage, qui paraît devoir mieux réussir parce qu'il ne se déplace pas aussi facilement, ne donne pas ici tout ce qu'il était permis d'en espérer. En effet, s'il est plus solide, il ne maintient pas la luxation aussi exactement réduite que le faisait le deuxième bandage. La clavicule fait encore une très-légère saillie.

Néanmoins, le bandage est laissé appliqué jusqu'au 10 avril suivant. Il est alors enlevé, et il est permis de voir qu'il y a encore un déplacement très-faible. Les mouvements se font avec une grande liberté et dans tous les sens sans douleur.

Le malade sort le 14 avril.

OBSERVATION IV (personnelle).
Luxation sus-acromiale complète de la clavicule droite.

Le nommé D..., 25 ans, soldat au régiment des sapeurs-pompiers, entre à l'hôpital dans les trois premiers jours d'avril 1875, parce qu'il ne peut plus se servir de son bras droit, et ne peut, par conséquent, plus faire son service.

Interrogé, pour savoir depuis combien de temps il est dans cet état, voici ce qu'il nous raconte :

Au mois de septembre 1874, étant au gymnase et se livrant à des exercices de dislocation des bras, au moment où il voulait se relever, à la force des poignets; les deux mains étant fixées à deux anneaux et le corps pesant de tous son poids au bout des bras, il a subitement senti dans son bras droit, au niveau de l'épaule, un craquement douloureux qui l'a forcé d'interrompre aussitôt ses exercices. Cependant il a pu remuer son bras tout le reste de la journée; il n'avait qu'une douleur assez vive occupant le moignon de l'épaule. Le soir, les mouvements commençaient à devenir difficiles, et le lendemain matin ils étaient impossibles à cause de la douleur.

Il fut obligé de mettre son membre dans une écharpe.

Huit jours après, la douleur ayant diminué, il put remuer le bras et exécuter assez facilement le mouvement d'avant en arrière, mais celui d'abduction et celui d'élévation étaient impossibles.

Cet homme est resté dans cet état, dispensé de tout service, depuis le mois d'octobre 1874 jusqu'au mois d'avril 1875. Mais à la fin, devant l'impossibilité dans laquelle il dit se trouver de pouvoir se servir de son bras droit, et devant son refus de faire aucun service, il s'est élevé, à son égard une question de législation militaire, et c'est pour la résoudre qu'on l'a envoyé à l'hôpital.

Voici quel est son état à la date du 20 avril : Cet homme d'une vigoureuse constitution présente, du côté gauche, un moignon de l'épaule parfaitement arrondi, sans aucune saillie.

Du côté droit, au contraire, le moignon de l'épaule est abaissé et rapproché du tronc, de telle sorte que la distance entre l'extrémité externe de l'acromion et l'extrémité interne de la clavicule se trouve plus courte de deux centimètres et demi, à droite qu'à gauche. Les creux sus et sous-claviculaires ont disparu et le trapèze fait de ce côté une saillie assez considérable sous la peau. Sur le moignon de l'épaule se trouve sous la peau une saillie arrondie assez considérable. Elle s'élève de un centimètre et demi au-dessus de la face supérieure de l'acromion et sa distance de l'extrémité externe de l'acromion est de trois centimètres et demi. A quoi est due cette saillie ? Nous n'hésitons pas à l'attribuer à l'extrémité externe de la clavicule droite qui s'est luxée en arrière et en haut. En effet cette saillie se continue sans interruption avec la face supérieure et le bord antérieur de la clavicule.

La clavicule gauche a exactement la longueur de la clavicule droite. Le doigt permet de constater l'intégrité de l'épine de l'omoplate. Enfin cette saillie, prise entre les doigts pendant que l'on fait élever le bras, et poussée d'arrière en avant, remue un peu et entraîne la totalité de la clavicule droite dans ses mouvements. Nous avons encore les déplacements de l'omoplate. Cet os est décollé de la face postérieure du thorax et son bord spinal est plus distant de la colonne vertébrale que celui de l'omoplate gauche. Son angle inférieur, situé plus haut que celui de l'omoplate gauche, soulève fortement la peau tandis que son extrémité articulaire est entraînée en bas et en avant par le poids du membre supérieur droit. Enfin la saillie de la clavicule est beaucoup plus prononcée qu'en avant. Les mouvements spontanés d'avant en arrière se font facilement. L'abduction et l'élévation ne se font pas parce que le malade se plaint d'une douleur siégeant dans l'épaule et surtout dans le muscle deltoïde. Malgré sa volonté de surmonter la douleur, le malade déclare ne pas pouvoir se servir de son bras. Les mouvements communiqués se font tous, seuls ceux d'élévation et d'abduction provoquent une vive douleur. La saillie de la clavicule augmente dans ces deux mouvements. L'articulation scapulo-humérale est parfaitement libre. Quoi qu'il en soit du dire du malade, une chose certaine c'est la diminution de force de son bras droit comparée à celle du bras gauche et mesurée avec le dynamomètre.

Nous avons donc ici une luxation sus-acromiale complète de la clavicule droite, luxation ayant amené une diminution dans la fonction du membre supérieur droit.

Traitement. — La luxation étant déjà ancienne, et d'ailleurs la réduction étant maintenant impossible, on se contente de faire faire des mouvements au bras droit pour essayer de lui rendre sa force, et le malade est mis en observation jusqu'à ce qu'il soit pris une décision à son égard.

BIBLIOGRAPHIE.

J. L. Petit. — Traité des maladies des os, 1758.

Ast. Cooper. — Œuvres traduites par Chassaignac et Richelot, 1837, p. 72.

Alibert. — Journal hebdomadaire, 1829, t. II, p. 243.

Bérard. — Gazette des hôpitaux, 1831, p. 277.

Sédillot. — Gazette médicale de Paris, 1833, p. 623.

Marie. — Gazette des hôpitaux, 1839, p. 172.

Baraduc. — Sur les luxations de la clavicule, Th. Paris, 1842.

Pétrequin. — Gazette médicale, 1842, p. 459.

Morel Lavallée. — Mémoires sur les luxations de la clavicule.
> Annales de la chirurgie française, 1843, t.IX.
> Bulletin de la Société de chirurgie, 1859, t. IX, p. 361.
> Bulletin de la Société de chirurgie, 1863, 18 février.

Bouisson. — Annales de la chirurgie française, 1843, t. IX, p. 321.

Maisonneuve. — Gazette médicale de Paris, 1843, p. 757.

Laugier. — Gazette médicale de Paris, 1846, p. 817.

Malgaigne — Traité des fractures et des luxations, 1847.
> Gazette médicale de Paris, 1835, p. 168.

Cloquet. — Journal hebdomadaire, 1830, t. VII, p. 400.

Nélaton. — Eléments de pathologie chirurgicale, 1870, t. III, p. 96.

Vidal de Cassis. — Traité de pathologie externe, 1851, t. II.

Follin et Duplay. — Traité élémentaire de pathologie externe, t. III, p. 250.

Richet. — Anatomie médico-chirurgicale. Région de l'épaule.

Cruveilher et Marc Sée. — Traité d'anatomie descriptive, t. I, p. 345.

Richet. — Dictionnaire de médecine et de chirurgie pratiques. Article. Clavicule.

Gaujot. — Arsenal de la chirurgie, 1867, t. I, p. 332.

Paris. A. Parent, imprimeur de la Faculté de Médecine, rue Mr-le-Prince. 31.

www.ingramcontent.com/pod-product-compliance
Ingram Content Group UK Ltd.
Pitfield, Milton Keynes, MK11 3LW, UK
UKHW021647090726
13657UKWH00004B/1809